Ausstellung gegen den Gesetzesentwurf der Bundes-regierung zur Beschneidung von Knaben im Kinderporträtmuseum Augsburg am 25.11.2012

AF137680

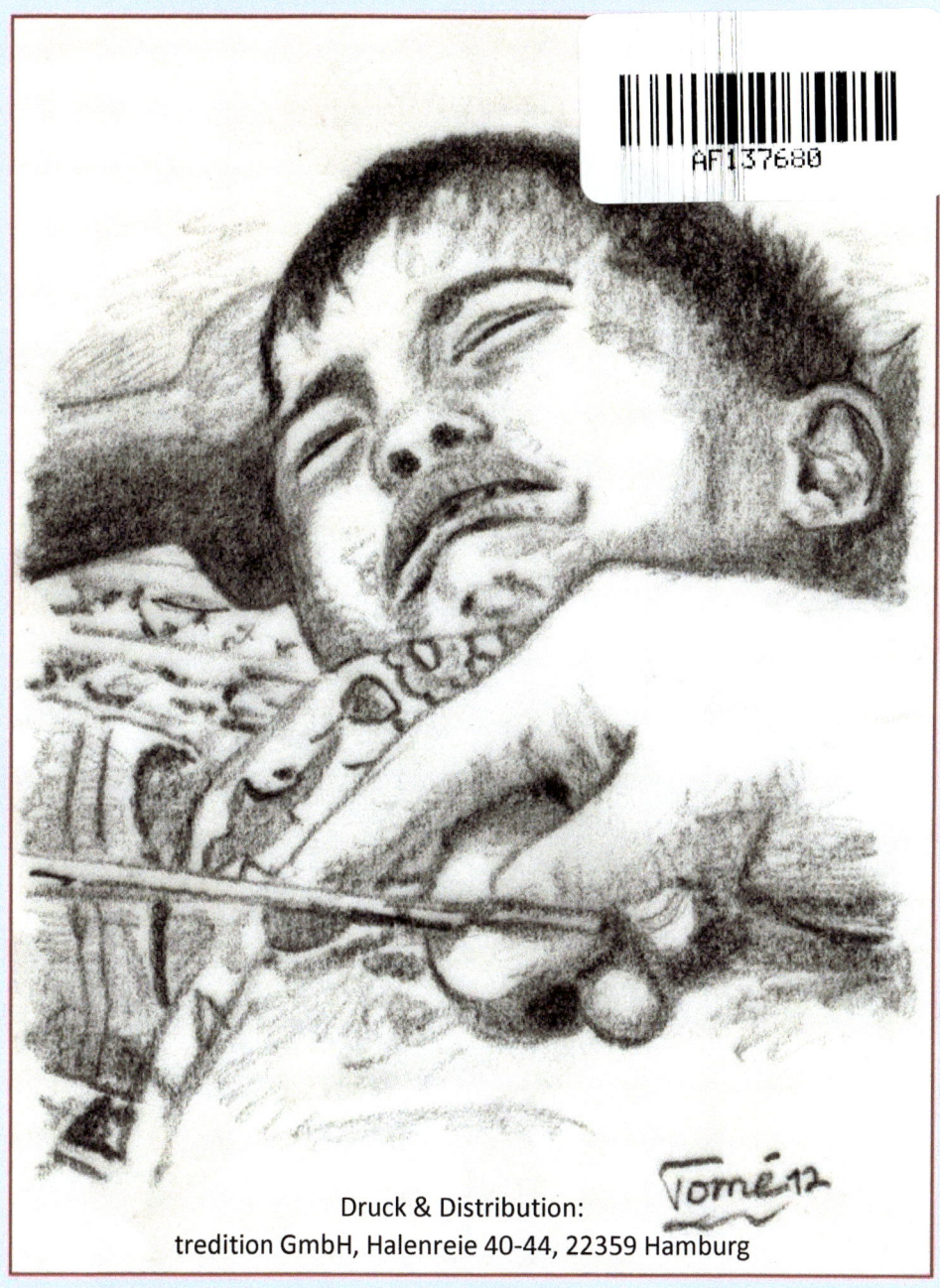

Druck & Distribution:
tredition GmbH, Halenreie 40-44, 22359 Hamburg

963 P 1176 Schmerz 2, Junge bei der Beschneidung im OP, festgeschnallt und festgehalten, Gersthofen, 29.6.2012

www.tome-art.com

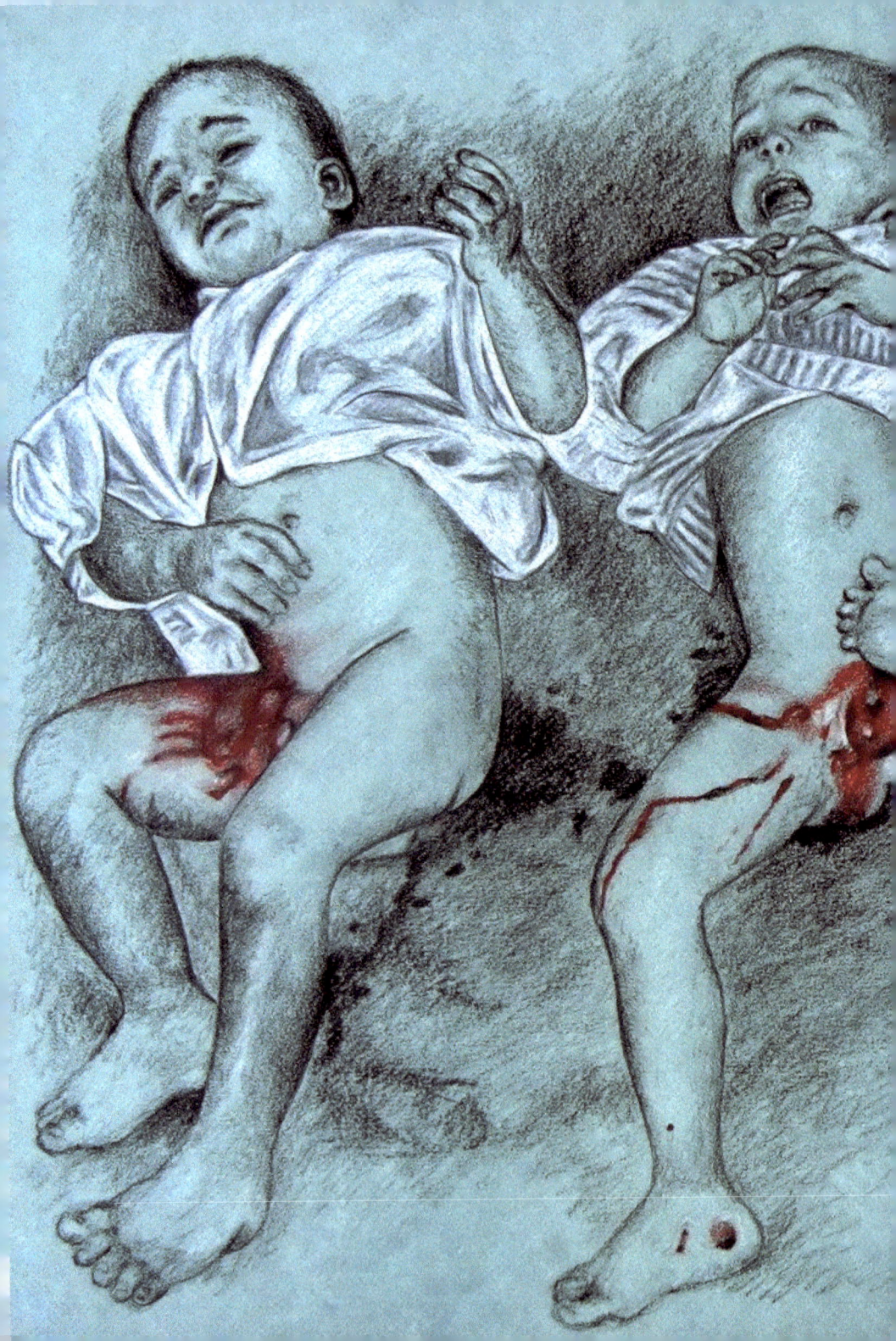

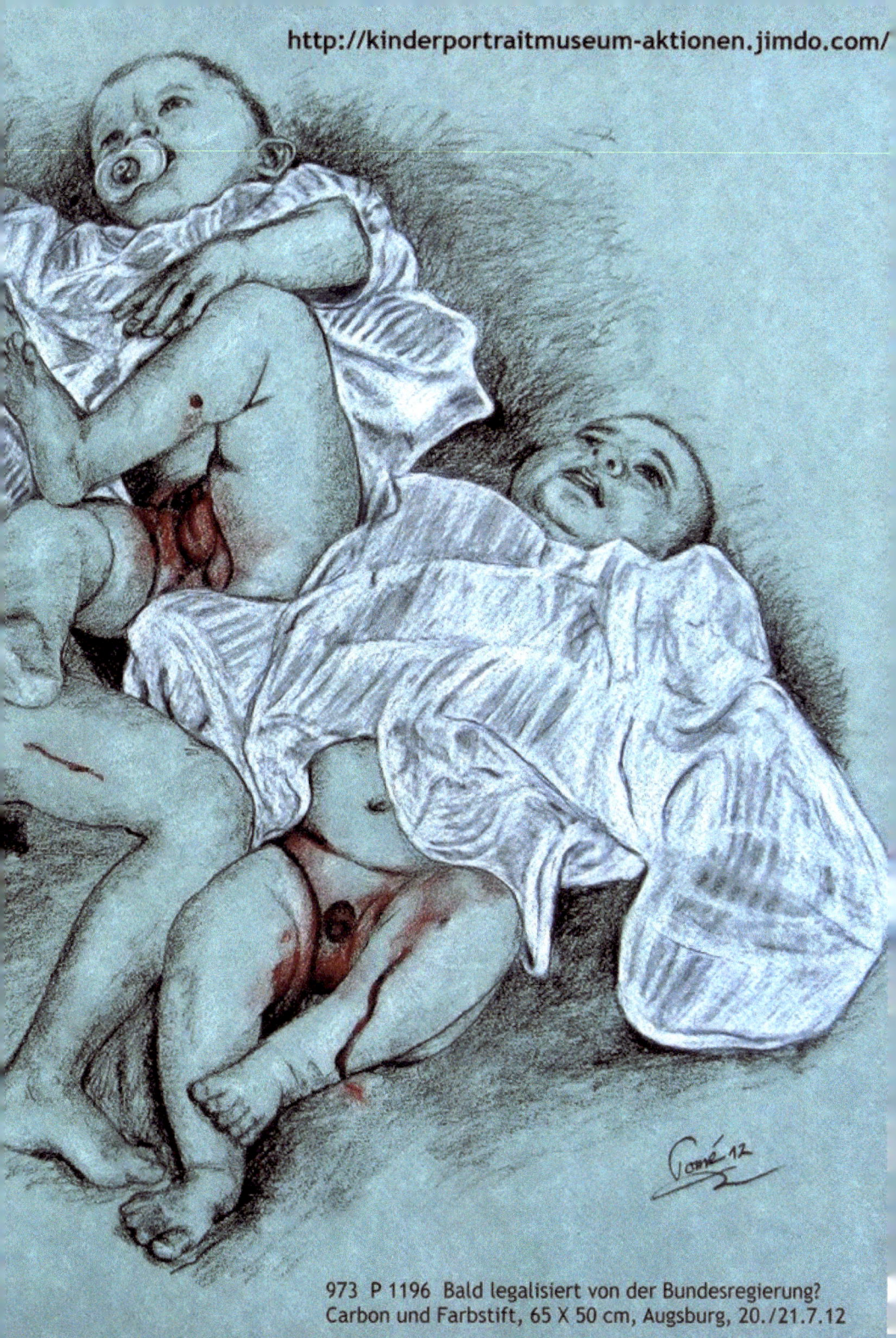

http://kinderportraitmuseum-aktionen.jimdo.com/

973 P 1196 Bald legalisiert von der Bundesregierung?
Carbon und Farbstift, 65 X 50 cm, Augsburg, 20./21.7.12

Ein Gerichtsurteil als Auslöser, ein Gesetzesentwurf und was ich will

„AZ" Mi 27. Juni 2012

Strafbare Beschneidung

Religion Urteil mit weitreichenden Folgen

Köln Die Beschneidung von Jungen im Islam oder im Judentum stellt nach einem Urteil des Kölner Landgerichts eine strafbare Körperverletzung dar. Schwerer als die Religionsfreiheit wiege das Selbstbestimmungsrecht des Kindes. Das Urteil könnte weitreichende Folgen haben. Der Zentralrat der Juden in Deutschland kritisierte es als einen „dramatischen Eingriff in das Selbstbestimmungsrecht der Religionsgemeinschaften".

In dem Urteil sprach das Gericht einen Arzt, der einen muslimischen Jungen beschnitten hatte, zwar frei. Dies jedoch nur mit der Begründung, dass der Arzt von der Strafbarkeit nichts gewusst habe. Tatsächlich müssten religiöse Beschneidungen als „rechtswidrige Körperverletzung" betrachtet werden, urteilte das Gericht. Das Urteil ist für andere Gerichte nicht bindend, laut Strafrechtlern dürfte es allerdings eine Signalwirkung entfalten. *(dpa)*

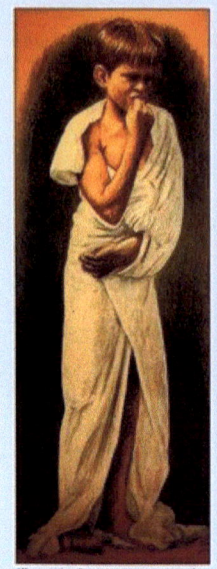

Jörg, ein Beschneidungsopfer

„AZ" 29.6.2012

Kinderrechte gestärkt

Zu „Strafbare Beschneidung" (Panorama) vom 27. Juni:

Das Urteil des Kölner Landgerichts, das die Beschneidung von Jungen in ihrem Urteil als strafbare Körperverletzung darstellt, ist sehr zu begrüßen und überfällig. Bravo im Namen der Kinderrechte! Das Gericht stellt die körperliche Unversehrtheit des Kindes über die überholten archaischen Bräuche von Religionen. Es zeigt hier auch Respekt vor der Würde des Kindes. Kein Kind auf dieser Welt, weder Junge noch Mädchen, lässt sich freiwillig oder gar gerne beschneiden. Jedes Kind soll über seinen Körper selber bestimmen dürfen. Dies ist ein wesentliches Grundrecht, in das sich der Erwachsene nicht einmischen darf. Die Religionen sollten sich mit diesem Urteil abfinden, wenn ihnen wirklich etwas am Wohle der Kinder gelegen ist.
Tomé Thomas Etzensperger, Augsburg

Die Bundesregierung will nun aufgrund des Druckes der Religionen in einem Schnellschussverfahren ein Gesetz verabschieden, das die Beschneidung von Jungen legalisieren soll und hat deshalb dazu einen Gesetzesentwurf ausgearbeitet.

Dieses Gesetz würde gegen das Selbstbestimmungsrecht des Kindes, gegen Grundgesetze und Kinderrechte wie das Recht auf körperliche Unversehrtheit verstoßen.

Muslime und Juden beschneiden Jungen aus religiösen Gründen, und in anderen Ländern wie den USA ist es nur ein Geschäft. Jüdische Babys werden innerhalb der ersten 8 Tage beschnitten.

Ich habe bei dieser Präsentation Aussagen von Beschneidungsbefürwortern den Tatsachen gegenübergestellt. Sie sollen für sich selbst sprechen.

Ich will mit dieser Aktion keinen Rassenhass schüren oder gegen Religionen hetzen, wurde aber selbst von verschiedenen Seiten wüst beschimpft und sogar bedroht.

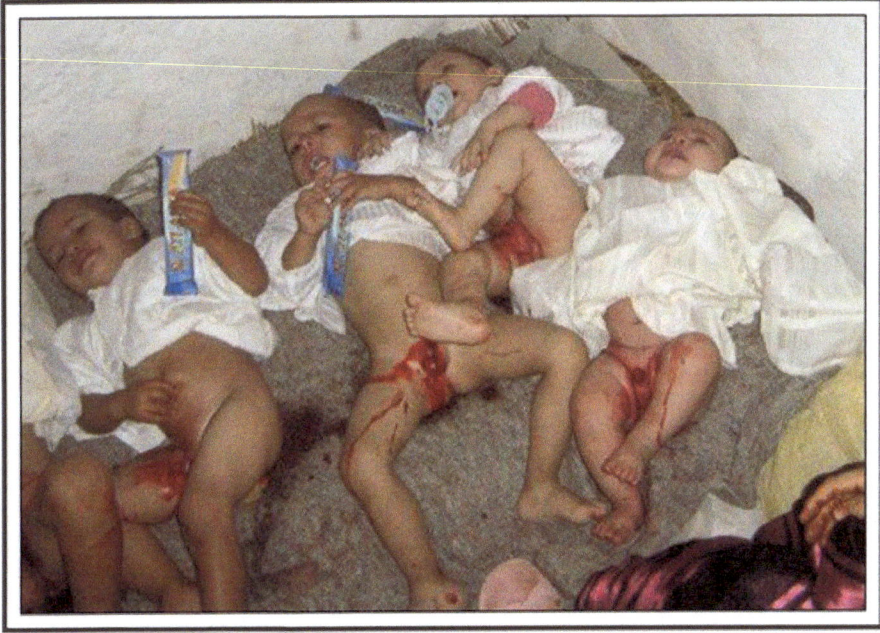

Originalfoto als Vorlage für die Zeichnung

Im Augenblick der Beschneidung ist
JEDES Kind ein Opfer

(auch wenn es sich später nicht als Opfer fühlt und,
wie mir ein Muslin als Argument FÜR die Beschneidung
berichtete, später damit sogar "glücklich" ist.)

Tomé

www.kinderportraitmuseum-aktionen.jimdo com

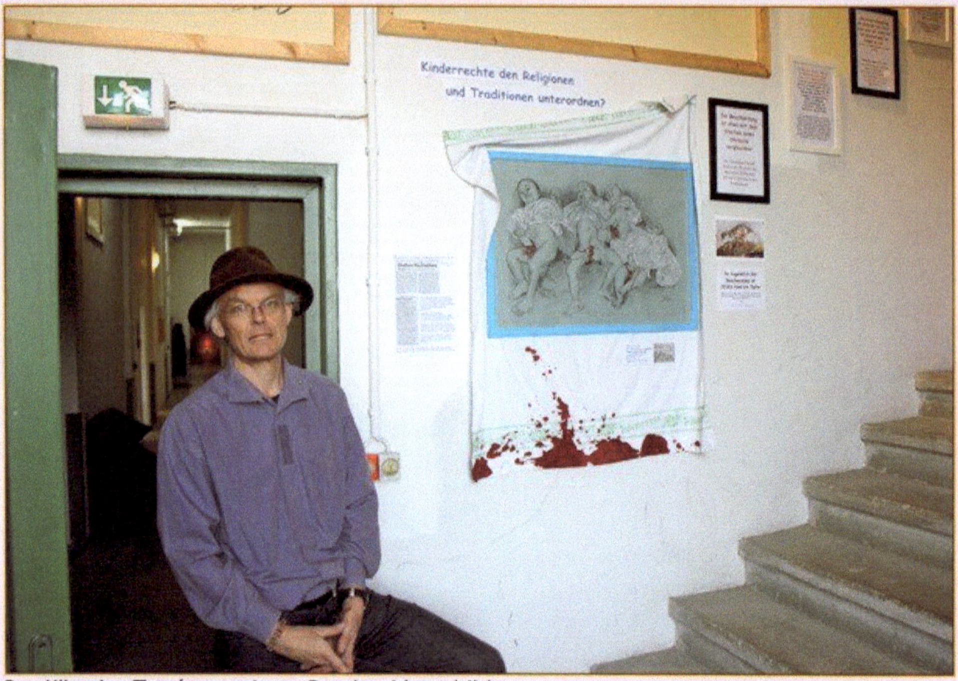

Der Künstler Tomé vor seinem Beschneidungsbild

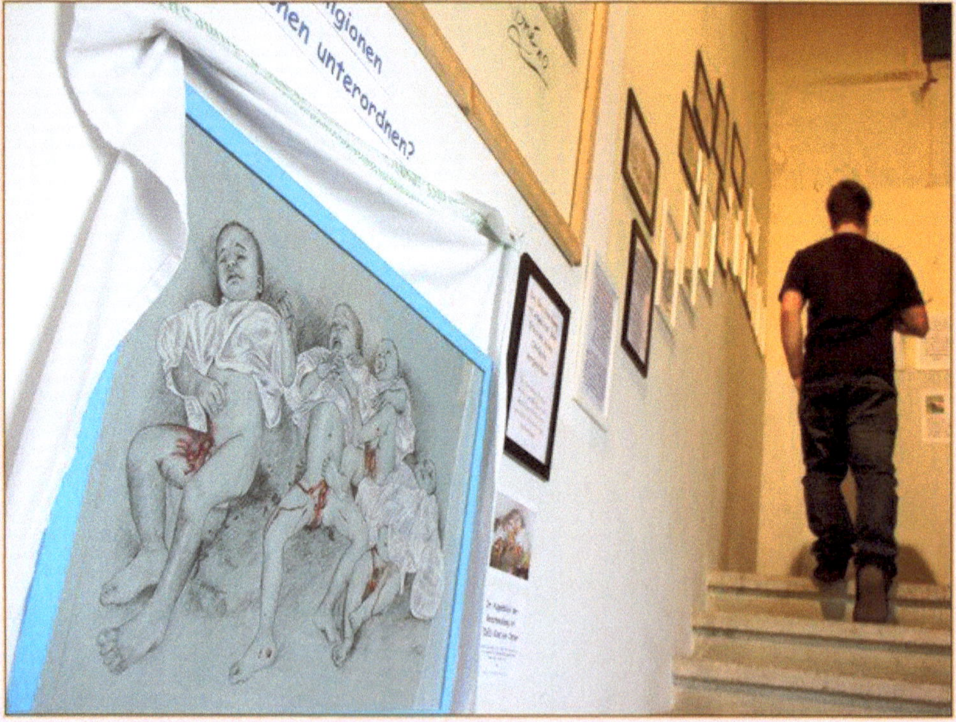

Treppenhausausstellung am Tag der offenen Tür in der Ballonfabrik Augsburg zum Thema Knabenbeschneidung

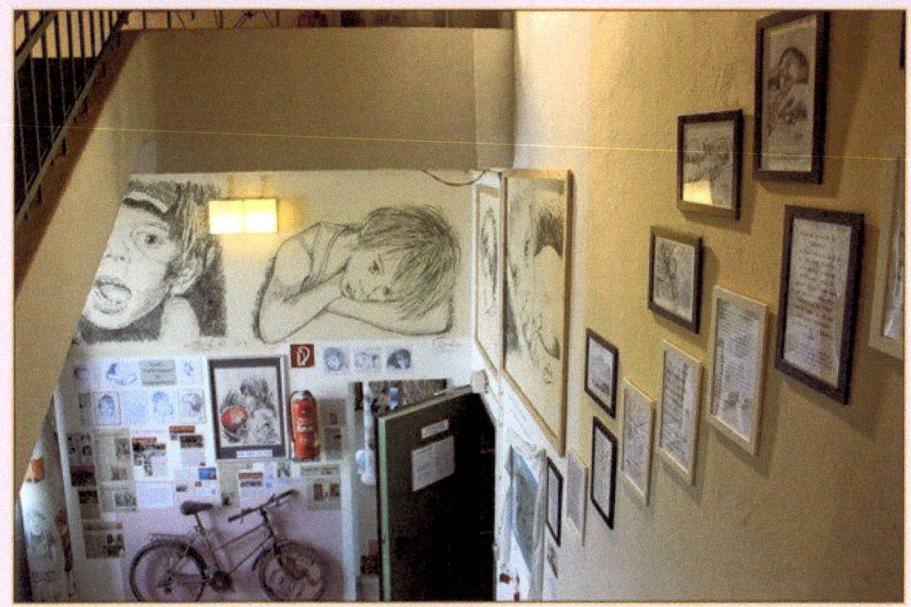

Eingang vom Museum mit Installation "Das dritte Rad"

Deine Kinder

sind nicht deine Kinder,
sie sind die Söhne und
Töchter der Sehnsucht des
Lebens nach sich selbst.

Sie kommen durch dich,
aber nicht von dir und
obwohl sie bei dir sind,
gehören sie dir nicht, du
kannst ihnen deine Liebe
geben, aber nicht deine
Gedanken, denn sie haben
ihre eigenen Gedanken, du
kannst ihrem Körper ein
Heim geben, aber nicht
ihrer Seele, denn ihre
Seele wohnt im Haus von
morgen, das du nicht
besuchen kannst, nicht
einmal in deinen Träumen.

Du kannst versuchen, ihnen
gleich zu sein, aber suche
nicht, sie dir gleich zu
machen, denn das Leben
geht nicht rückwärts und
verweilt nicht beim
Gestern. Du bist der
Bogen, von dem deine
Kinder als lebende Pfeile
ausgeschickt werden. Laß
deine Bogenrundung in der
Hand des Schützen Freude
bedeuten.

Kahlil Gibran

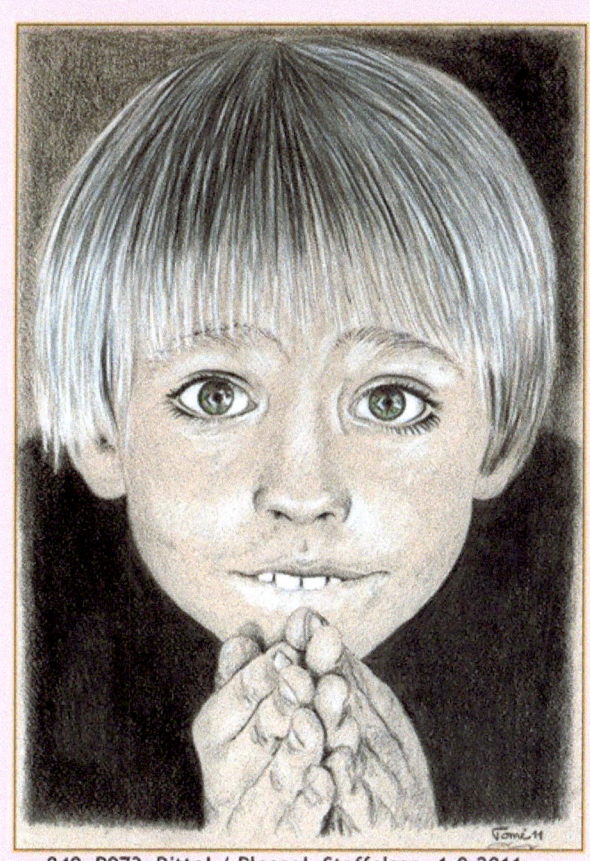

840 P973 Bitte! / Please! Staffelsee, 1.9.2011

„Genitalverstümmelung von Mädchen hat nichts, aber auch gar nichts mit der Beschneidung von Jungen zu tun! „

(Beifall von allen Fraktionen im ganzen Hause)"

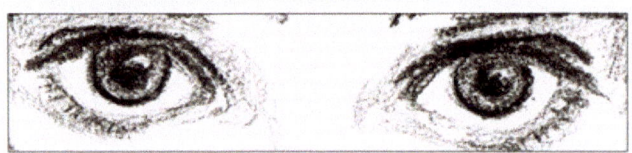

Christine Lambrecht (SPD):
Aus dem Sitzungsprotokoll der Bundestagssitzung vom 19.07.2012 zur Beschließung eines Gesetzesentwurfes, das die Beschneidung von Jungen legalisieren soll.

Die Vorhaut beim Jungen enthält 20´000 sensitive Nervenenden (Zum Vergleich: Die Klitoris beim Mädchen enthält 8´000 sensitive Nervenendigungen.) Der Eingriff wird oft ohne Betäubung durchgeführt.

Beim Baby ist erste Schritt einer Beschneidung die gewaltsame Durchtrennung der kindlichen Verklebung zwischen Vorhaut und Eichel mit einem chirurgischen Instrument, welches zwischen Vorhaut und Eichel gestoßen wird, um es mit Vehemenz um diese rundherum zu führen.

Tausende von Jungen werden durch diesen Eingriff traumatisiert.

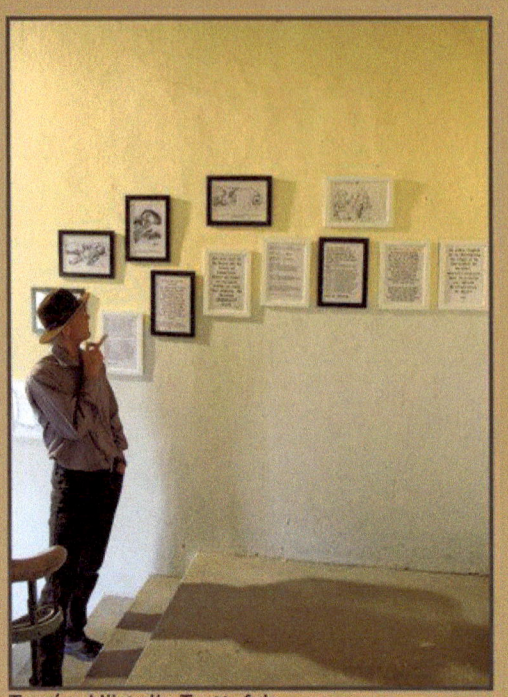

Tomé erklärt die Texttafeln

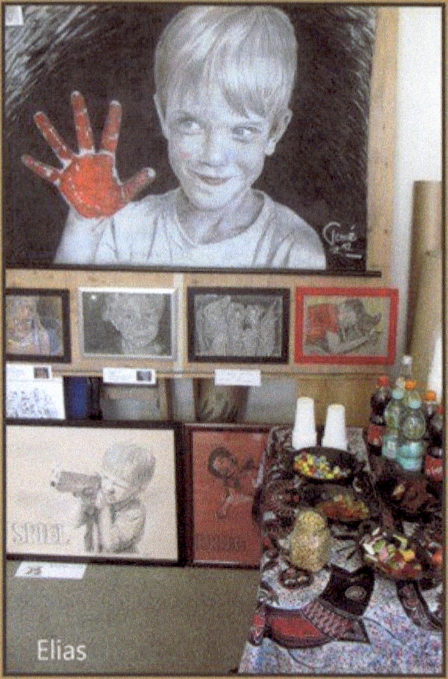

Elias

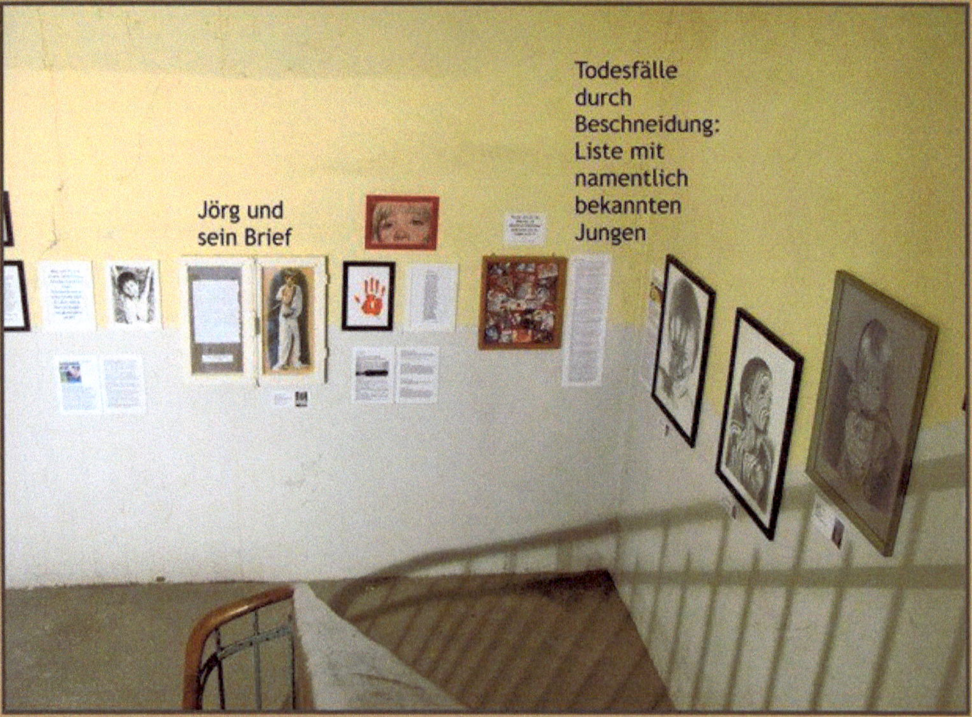

Jörg und
sein Brief

Todesfälle
durch
Beschneidung:
Liste mit
namentlich
bekannten
Jungen

Treppenhaus mit der Ausstellung zur Knabenbeschneidung und einigen
Kriegskinderbildern der Serie "The dark Side" und Museum

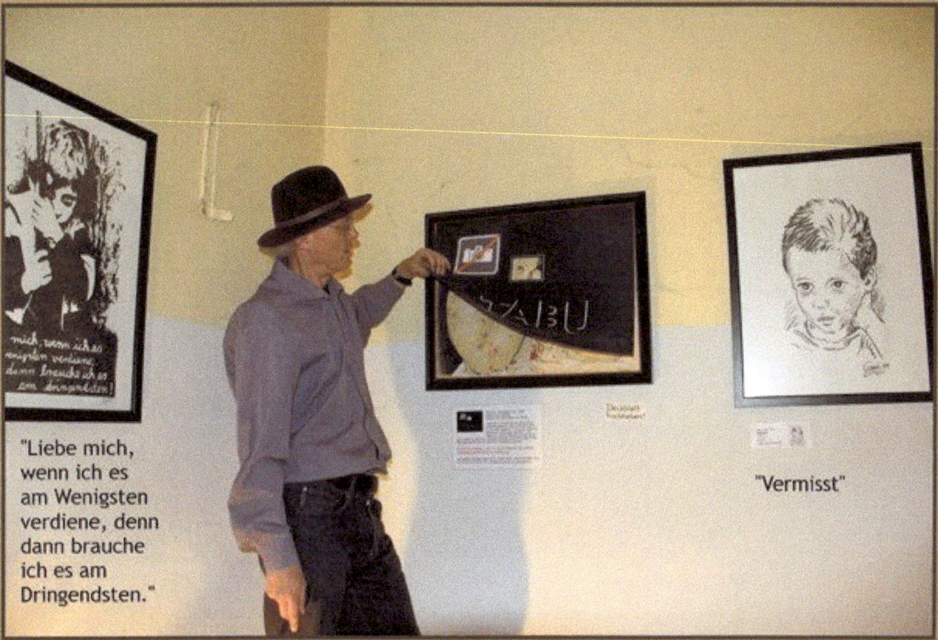

"Liebe mich, wenn ich es am Wenigsten verdiene, denn dann brauche ich es am Dringendsten."

"Vermisst"

Wkvz 820 Liebe mich!   Wkvz 615 Geschlagen   Wkvz 698 Vermisst

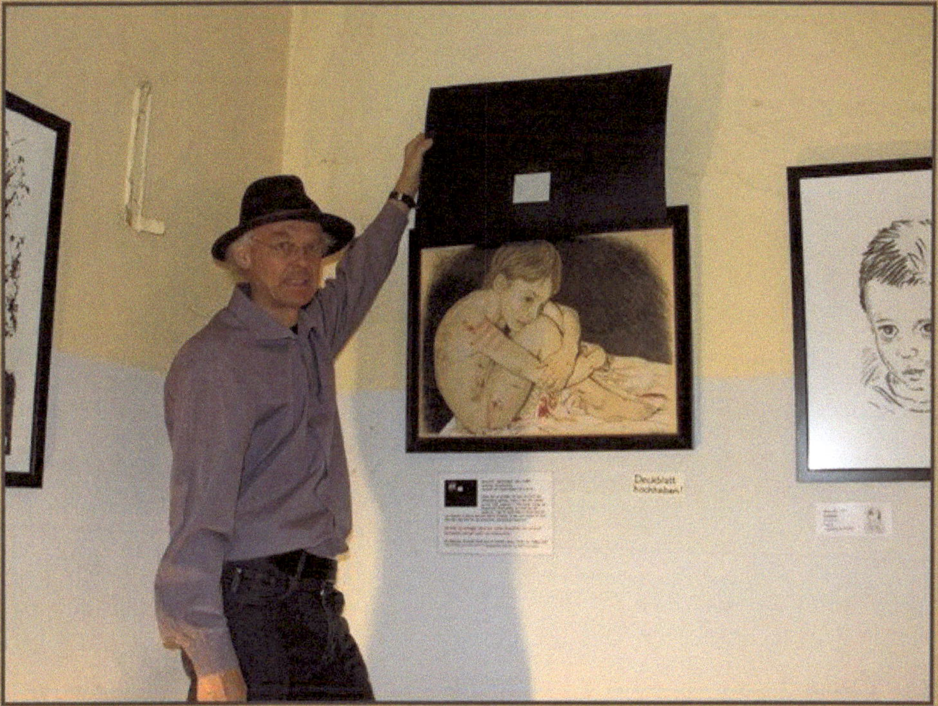

Tomé mit seiner Zeichnung "Tabu" / 2007 starben allein in den USA 1´760 Kinder infolge von körperlicher Gewalt - ein anderes trauriges Kapitel zum Thema Kinderrechte!

Die Beschneidung ist etwa mit dem Stechen eines Ohrlochs vergleichbar

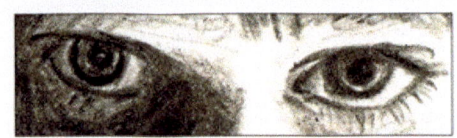

Dr. Christiane Fischer
Ärztin und Mitglied des deutschen Ethikrates und somit Beraterin des Bundestages

In den USA starben 2010 bei Krankenhausbeschneidungen über 130 männliche Babys.

Tausenden wurde dabei die Eichel, weiteren Tausenden wurde "nur" ein Teil der Eichel mitabgetrennt, bei Zehntausenden bildeten sich im Anschluss an die Beschneidung schwer zu reinigende Hautverwachsungen und Hauttaschen zwischen der Restvorhaut und der Eichel.

Bei Tausenden Buben wurde so viel Vorhaut abgetrennt, dass ihnen die behaarte Unterleibshaut nun bis zur Eichel reicht. Eine Vorhaut hat großen Handelswert für Krankenhäuser wie für Biotech-Firmen: Die makellose Muskelhaut, außen haarlos, innen Schleimhaut, ist der große Renner für die Kosmetikindustrie und für alle möglichen Zellkulturen. Knabenbeschneidung ist in den USA ein Geschäft von etwa 1 Milliarde Dollar.

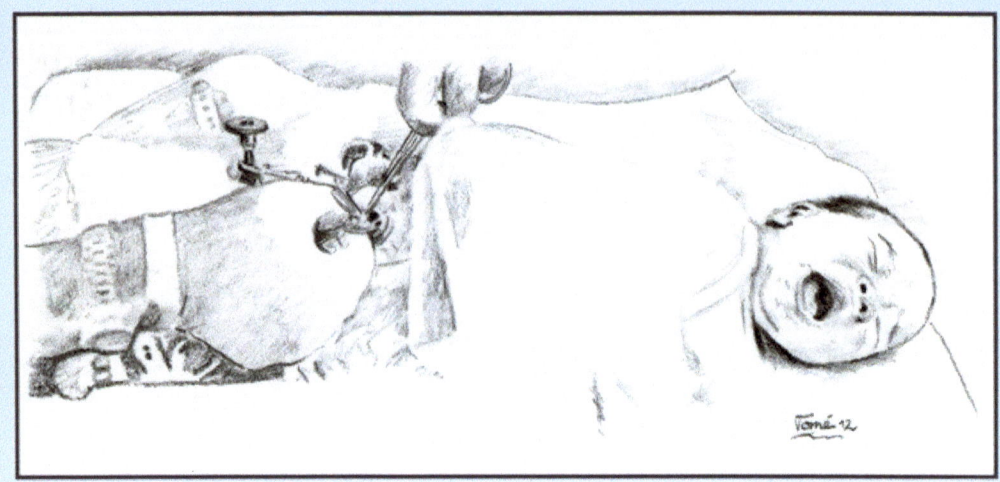

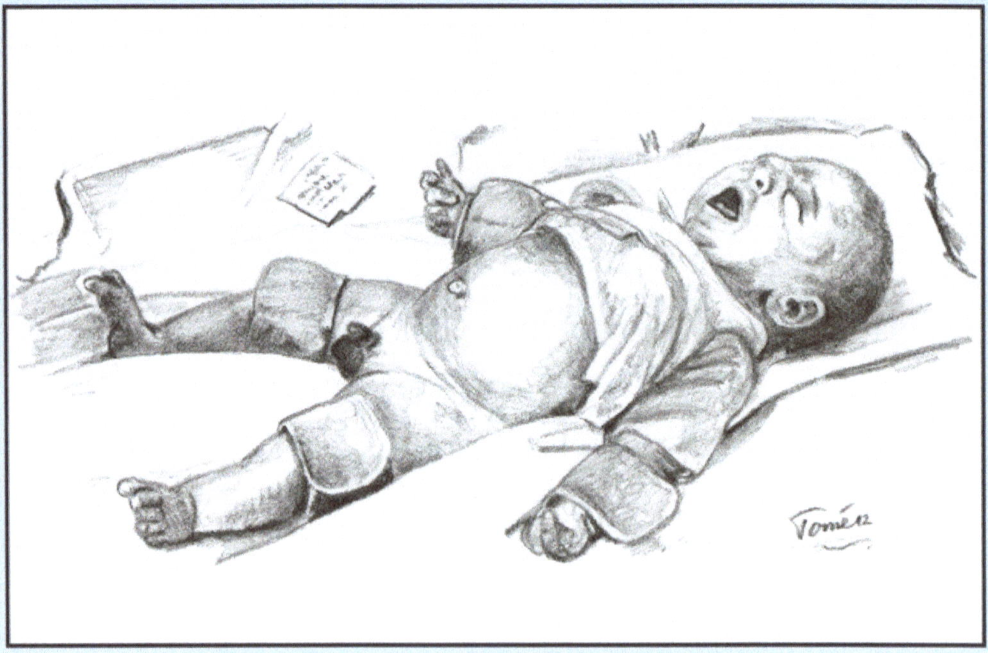

oben: 962 P 1175 **Schmerz, im Namen der Tora**, Gersthofen, 29.6.2012

1047 P 1316 **Babybeschneidung ohne Betäubung**
Augsburg, 22.11.2012

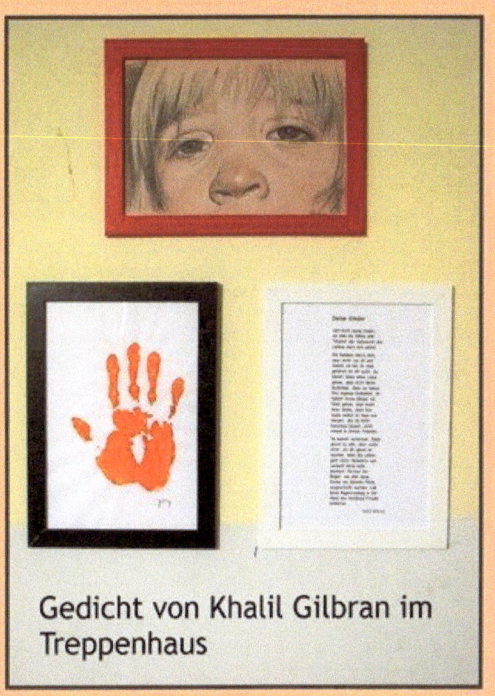

Gedicht von Khalil Gilbran im Treppenhaus

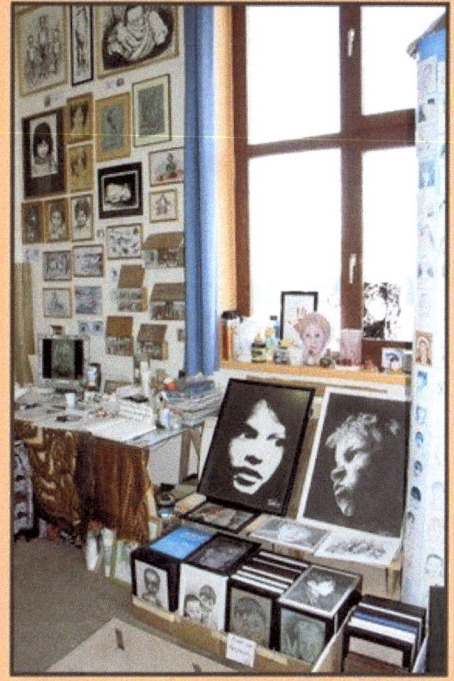

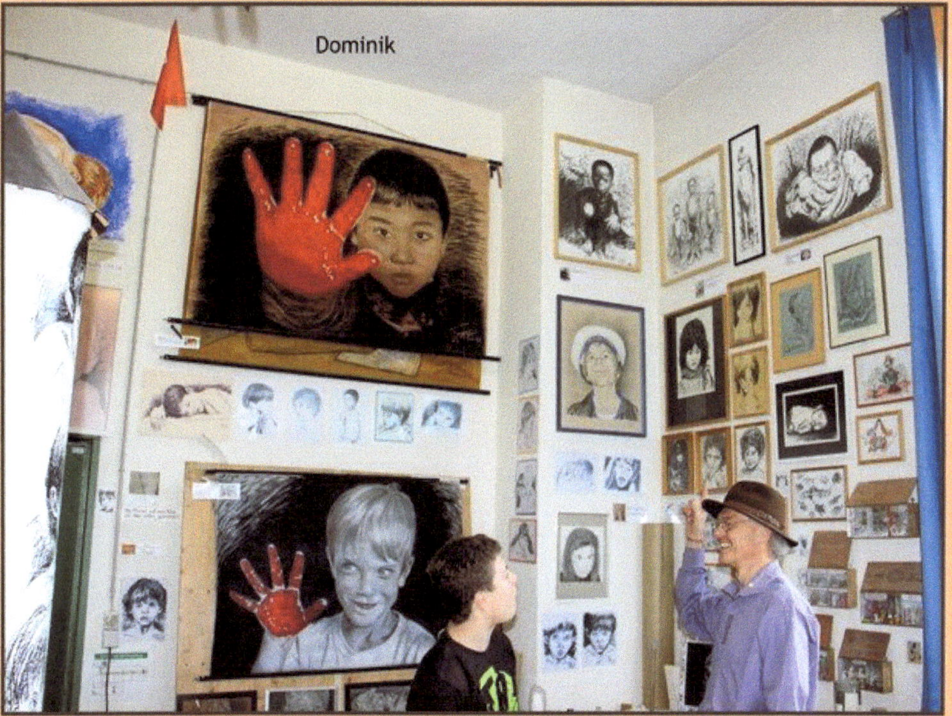

Dominik

Im Museum für Kinderporträts

Rabbiner sprechen von Holocaust

„Die Beschneidung ist Kern der jüdischen Identität. Nicht einmal in meinen Albträumen habe ich geahnt, dass ich mir kurz vor meinem achtzigsten Geburtstag die Frage stellen muss, ob ich den Judenmord überleben durfte, um das erleben zu müssen."

Charlotte Knobloch, 79, Präsidentin der Israelitischen Kultusgemeinde in München und Oberbayern und Vizepräsidentin des Jüdischen Weltkongresses

Ich setze mich für die Rechte und den Schutz der Schwächsten, nämlich der Kinder, ein und werde deshalb mit einem Nazi verglichen, der Menschen UMGEBRACHT hat??!!

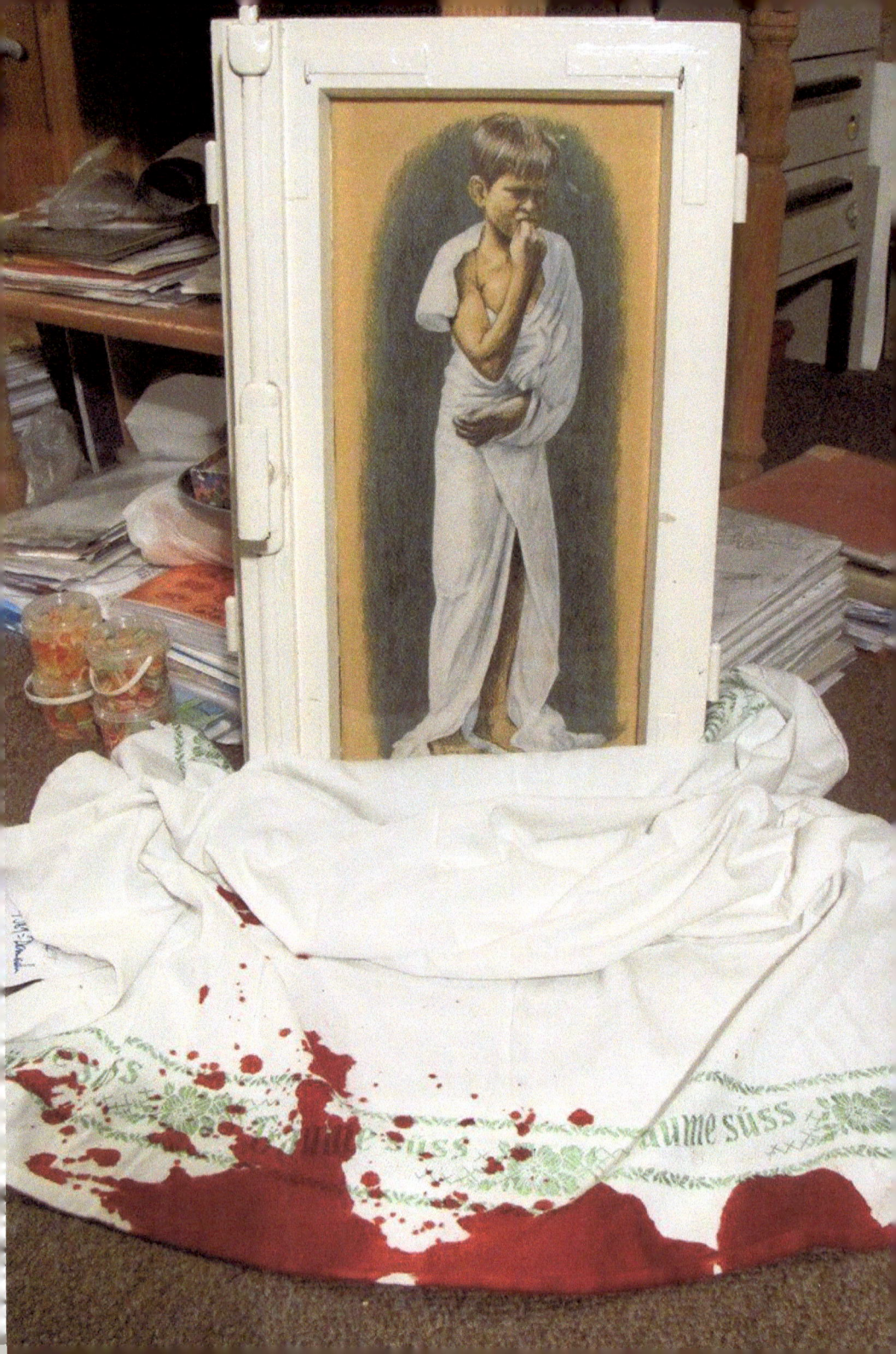

Wie war das nochmal? An mir war etwas nicht in Ordnung? Ich brauchte unbedingt diese peinliche Operation?   Jetzt ist nichts mehr in Ordnung! Was haben die mit mir getan? Das bin nicht mehr ich! Bin ich jetzt überhaupt noch ein Bub? Mein Zipfel hat keinen Zipfel mehr! Was werden sie in der Klasse zu mir sagen? Wenn meine Freunde mich sehen, lachen sie sich krumm. Zu denen passe ich nicht mehr. Aus dem Sportverein trete ich besser aus.   Ich habe mich nicht genug gewehrt, als sie mich auf den Tisch drückten und ich Schafe zählen musste. Aber woher wissen, was die mit mir treiben werden? Haben die das mit anderen Jungs auch schon getan?

E richtiger Schwobebub bin i net mehr.

Ich zeige mich niemandem mehr! Wo verstecke ich mich bloß?   AUAAAAAA!

Wann gehen endlich diese Schmerzen weg?!?!

Linke Seite: 1028 P 1297 Jörg, 10 Jahre, kurz nach seiner Beschneidung, Farbstift, 24 X 52 cm, Augsburg, 31.10.2012
Eigenhändiger Brief von Jörg zu seiner Beschneidung und Rote Hand von ihm als Symbol gegen den Einsatz von Kindersoldaten

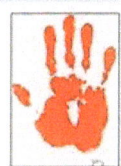

Von Ärzteorganisationen abgelehnt

Beschneidung wurde und wird überall auf der Welt ausgeführt. Die Frage nach der Sinnhaftigkeit beschäftigt die Eltern und Ärzte seit langem. Nach mehrfachen Richtungsänderungen zeigt sich jetzt aber mit großer Eindeutigkeit, dass eine medizinisch nicht indizierte Beschneidung von männlichen Säuglingen von Ärzteorganisationen in zivilisierten Ländern abgelehnt wird:

Canadian Paediatric Society (1996), Royal College of Surgeons (England, 2000), British Medical Association (2006), Royal Dutch Medical Association (2012), Royal Australasian College of Physicians (2010).

Wenn die Jungenbeschneidung in Deutschland zugelassen wird, wie soll man dann künftig den entsprechenden Kreisen glaubhaft erklären, wieso bei religiöser Beschneidung, zu der auch die weibliche Beschneidung gehört, diese bei uns nicht praktiziert werden kann, aber die Jungenbeschneidung doch erlaubt ist? Es muss uns klar werden, dass in manchen kulturellen und religiösen Kreisen nicht zwischen den beiden Beschneidungsformen unterschieden wird."

Tatsächlich ist zum Beispiel das Einritzen der Klitorisvorhaut, (eine mögliche religiöse Beschneidung nach milder Sunna) verboten, obwohl dieser Eingriff weit weniger invasiv ist als die Amputation der Penisvorhaut, weil gar nichts entfernt wird, sondern die Klitorisvorhaut „nur" verletzt wird. Da könnten nun Muslime, die diese Beschneidung von Mädchen für nötig erachten, diese auch durchführen, bei einer Klage müsste der oberste Gerichtshof ihnen auf Grund des Artikels 3 Satz (3) recht geben.

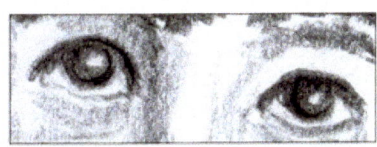

(Isabel Henriques)

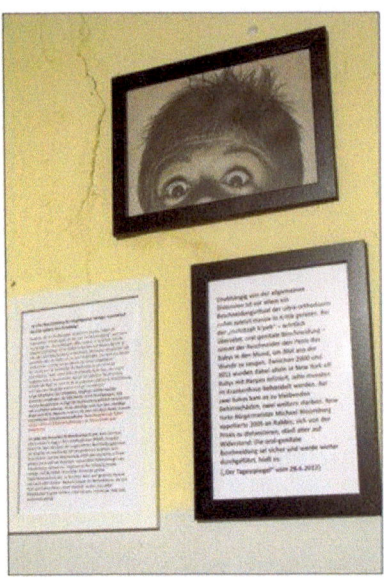

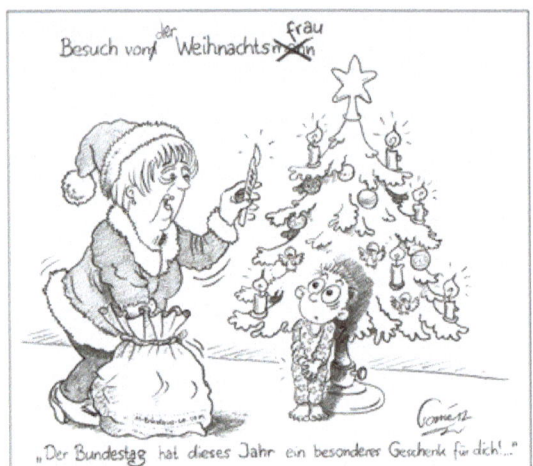

Eine Karikatur, welche inzwischen leider Wirklichkeit geworden ist.

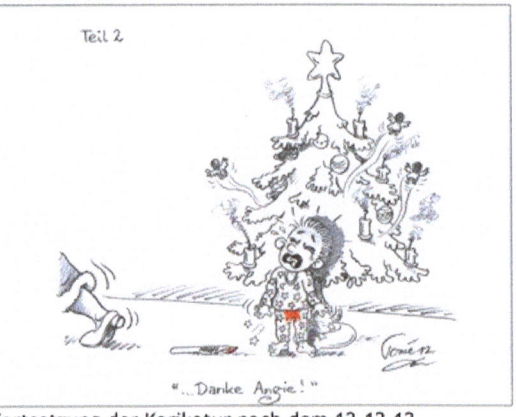

Fortsetzung der Karikatur nach dem 12.12.12

0 6. AUG. 2012 Offenburger Tageblatt

Die Mehrheit ist gegen die Beschneidung

Zu unserem Bericht »Beschneidungsstreit wird schärfer« (Seite 2, 16. Juli): Nun hat die »große Mehrheit« des Bundestages im Eilverfahren und durch die Hintertür eine Resolution verabschiedet, welche sich für eine Legalisierung der Beschneidung von Knaben ausspricht. Dies geschah am Willen der Mehrheit der Bevölkerung vorbei und unter Missachtung der Kinderrechte.

In den USA, wo vorwiegend aus »hygienischen Gründen« männliche Babys beschnitten werden, sterben jedes Jahr etwa 100 Kinder an den direkten Folgen dieser Operation. Auch dort wird dieser »kleine, unproblematische Eingriff« meist ohne Narkose durchgeführt, mit dem Argument, dass kleine Kinder ja noch nicht so große Schmerzen empfinden, da das Nervensystem noch nicht fertig entwickelt sei.

Das ist Zynismus! Welcher Politiker kann den Tod auch nur eines Kindes in diesem Land in Kauf nehmen und verantworten?

Zur Beschneidung aus religiösen Gründen: Übrigens sind nur etwa 20 Prozent der Juden beschnitten. Die verantwortungsbewusste Mehrheit scheint sich durchaus bewusst zu sein, dass dieser Eingriff in den Körper ihres Kindes dieses seelisch und körperlich schädigen kann.

Bei den Moslems wird dieser Eingriff vom Koran ja sowieso nicht gefordert, sie müssten also lediglich auf eines ihrer Feste verzichten, ein kleiner Preis, wie mir scheint - und zum Wohle der Kinder.

Und eine Beschneidung aus »hygienischen Gründen« mag vor 200 Jahren ja noch ein Argument gewesen sein. Heute gibt es Duschen und die Möglichkeit, sich zu waschen - für jeden.

TOMÉ THOMAS ETZENSPERGER
Kinderporträtmuseum
Augsburg

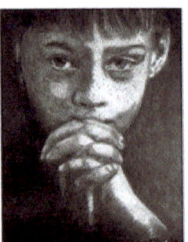

RELIGION „AZ" 13. Nov. 2012

Weiterer Gesetzentwurf zur Beschneidung

Frauen der Oppositionsfraktionen haben einen alternativen Gesetzentwurf zur Beschneidung von jüdischen und muslimischen Jungen vorgelegt. Wie die Abgeordneten Marlene Rupprecht (SPD), Diana Golze (Linke) und Katja Dörner (Grüne) mitteilten, müssten nach ihrem Entwurf die Jungen das 14. Lebensjahr vollendet haben. „Die Beschneidung muss darüber hinaus nach den Regeln der ärztlichen Kunst von einer Ärztin oder einem Arzt mit der Befähigung zum Facharzt für Kinderchirurgie/Urologie erfolgen." *(dpa)*

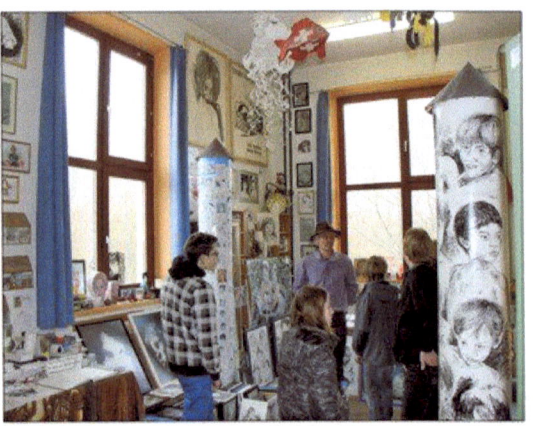

Einer von Tomé s Leserbriefen, seine Karikatur und anderes Geschriebenes dazu

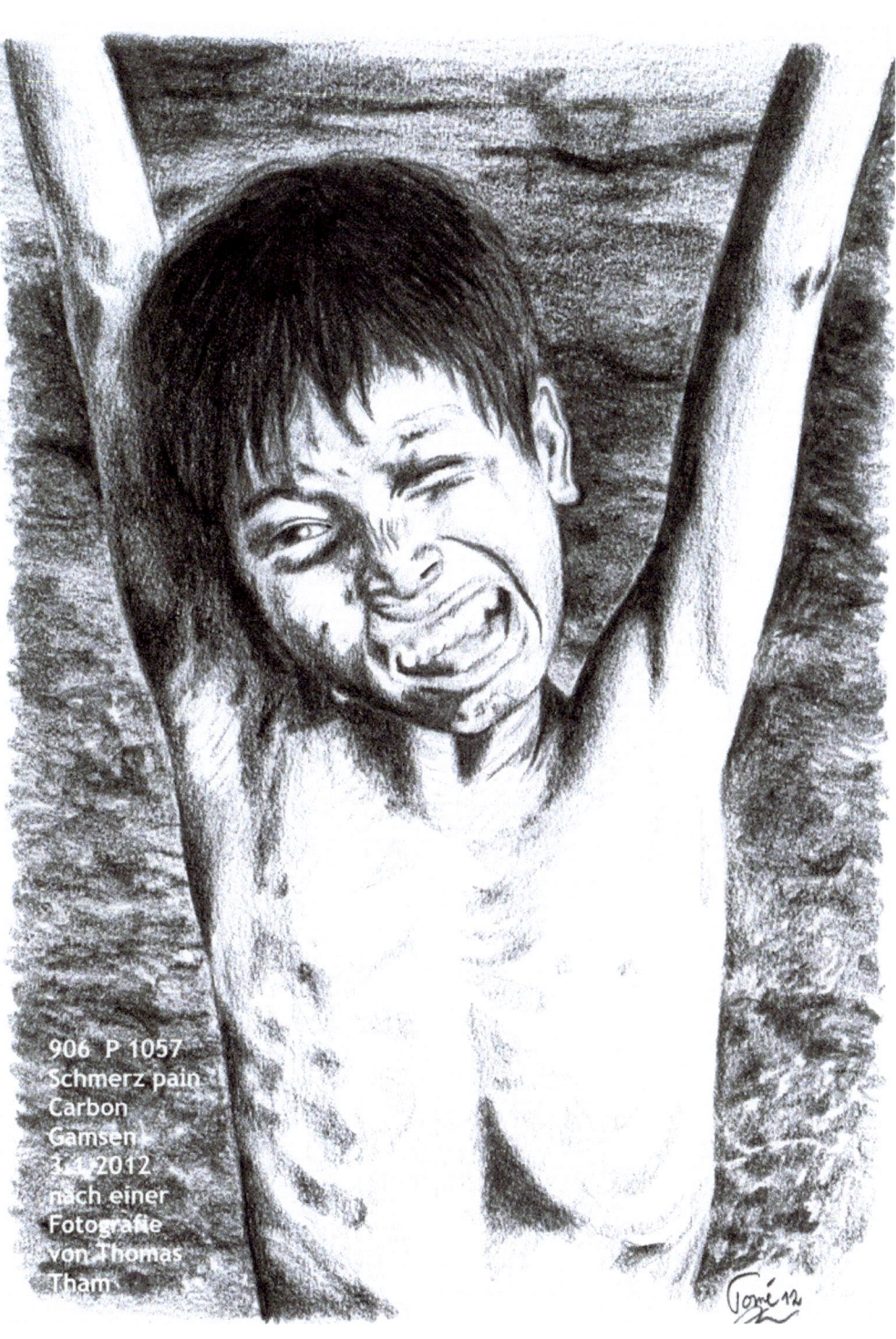

906 P 1057
Schmerz pain
Carbon
Gamsen
3.4.2012
nach einer
Fotografie
von Thomas
Tham

Folgende Gesetze werden durch die Legalisierung der Jungenbeschneidung verletzt:

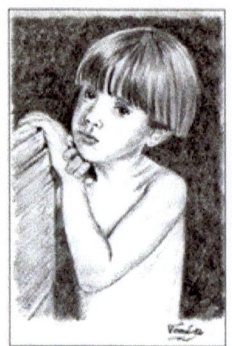

Grundgesetz Art. 1. (1)
"Die Würde des Menschen ist unantastbar."

Grundgesetz Art. 2 (2)
„Jeder hat das Recht auf Leben und körperliche Unversehrtheit."

Grundgesetz Art. 3 (3)
Niemand darf wegen seines Geschlechtes, seiner Abstammung, seiner Rasse, seiner Sprache, seiner Heimat und Herkunft, seines Glaubens, seiner religiösen oder politischen Anschauungen benachteiligt oder bevorzugt werden.

§ 1631 Abs. 2 BGB:
„Kinder haben ein Recht auf gewaltfreie Erziehung. Körperliche Bestrafungen, seelische Verletzungen und andere entwürdigende Maßnahmen sind unzulässig."

Weiteres die Kinderrechtskonvention:

Artikel 24 (3) der UN-Kinderrechts-Konvention:
„Die Vertragsstaaten treffen alle wirksamen und geeigneten Maßnahmen, um überlieferte Bräuche, die für die Gesundheit der Kinder schädlich sind, abzuschaffen."

Mehr Informationen unter: www.beschneidung-von-jungen.de

Was soll ich von einem Land halten, das das Kupieren eines Hundeschwanzes unter Strafe stellt, es aber zulässt, dass an Kindern rumgeschnitten wird!?

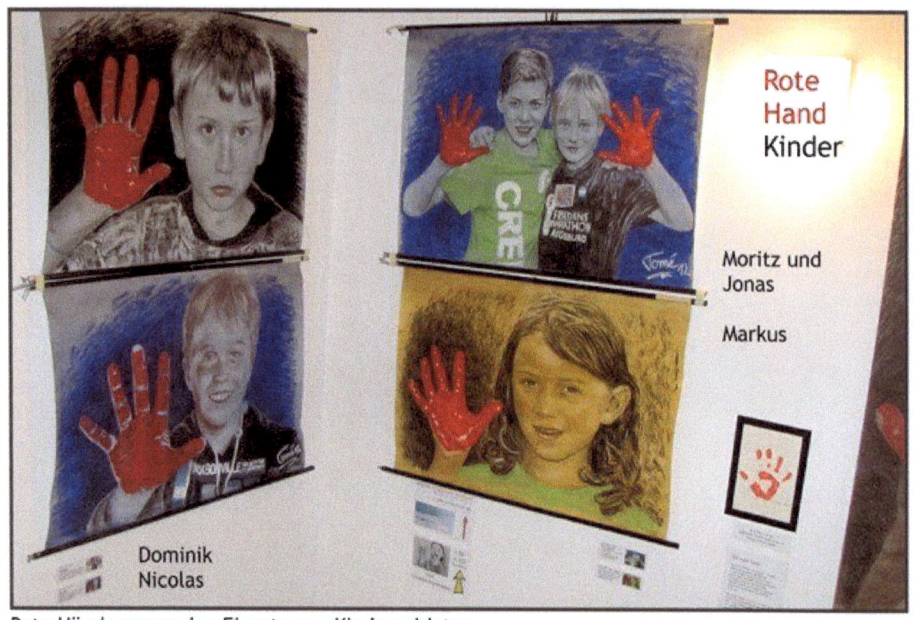

Rote Hand
Kinder

Moritz und
Jonas

Markus

Dominik
Nicolas

Rote Hände gegen den Einsatz von Kindersoldaten

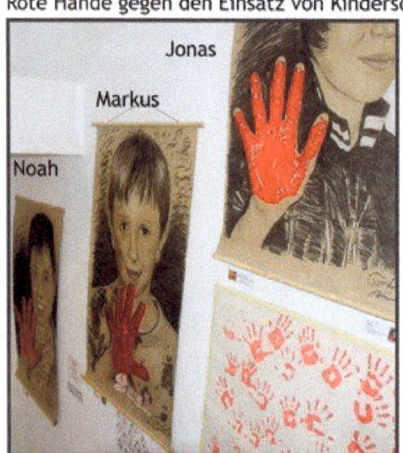

Jonas

Markus

Noah

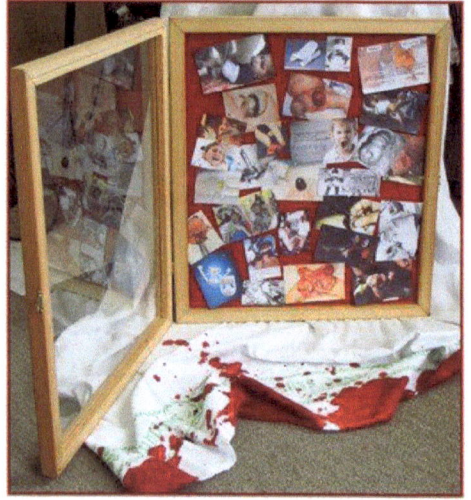

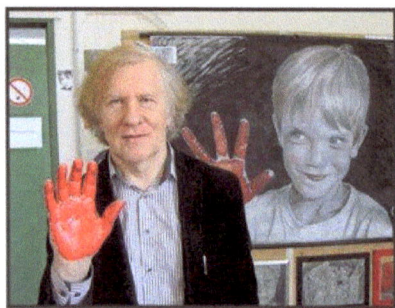

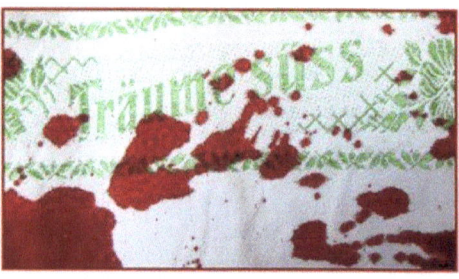

E.Reichhart von beschneidung-von-jungen.de

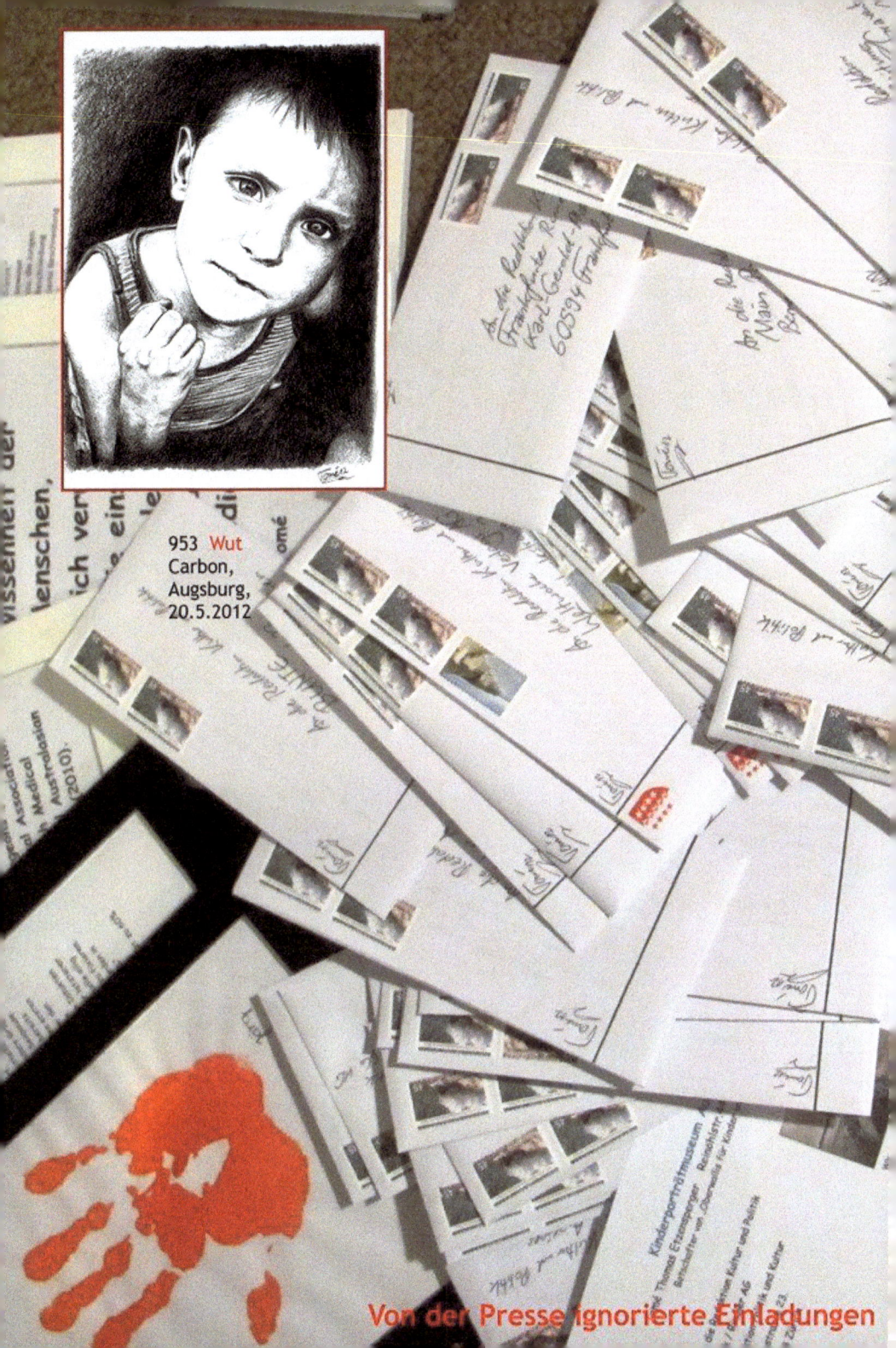

953 Wut
Carbon,
Augsburg,
20.5.2012

Von der Presse ignorierte Einladungen

Unabhängig von der allgemeinen Diskussion ist vor allem ein Beschneidungsritual der ultra-orthodoxen Juden zuletzt massiv in Kritik geraten. Bei der „metzitzah b'peh" – wörtlich übersetzt: oral-genitale Beschneidung – nimmt der Beschneider den Penis des Babys in den Mund, um Blut aus der Wunde zu saugen. Zwischen 2000 und 2011 wurden dabei allein in New York elf Babys mit Herpes infiziert, zehn mussten im Krankenhaus behandelt werden. Bei zwei Babys kam es zu bleibenden Gehirnschäden, zwei weitere starben. New Yorks Bürgermeister Michael Bloomberg appellierte 2005 an Rabbis, sich von der Praxis zu distanzieren, stieß aber auf Widerstand: Die oral-genitale Beschneidung sei sicher und werde weiter durchgeführt, hieß es.

(„Der Tagesspiegel" vom 28.6.2012)

Die **WHO** empfiehlt eine Beschneidung Erwachsener als Bekämpfungsprogramm gegen AIDS, indem sie sich auf die betrügerische Bertrand-Auvert-Studie beruft.

Diese wurde just in jenem Moment abgebrochen wurde, als bei den Beschnittenen die AIDS-Erkrankungen sprunghaft zu steigen begannen.

(Anfangs wurden die männlichen Versuchspersonen in zwei Gruppen geteilt: die einen wurden intakt belassen und aufgefordert, loszuficken, was das Zeug hält. In Afrika ist Analsex unmittelbar vor dem Vaginalsex ein durchaus gängiges "Prozedere". Die andere Gruppe wurde erst einmal beschnitten und erhielt einige Wochen Sexpause verordnet. Schon bald konnten sich die Studienbetreiber bereits diebisch darüber freuen, dass es unter den Intakten zu den ersten Infizierungen gekommen war. Viel später begannen erst bei den vorerst aus dem Spiel gezogenen Beschnittenen die ersten Infizierungen mit dem Virus. Als nach zwei Jahren von den Intakten 0,6% infiziert waren und von den Beschnittenen 0,3%, aber letzterer Prozentsatz stark im Steigen begriffen war, wurde die Studie eilig abgebrochen, um diesen Zwischenstand als "Endergebnis" zu fixieren. Die nicht ganz 0,3% Unterschied zwischen den Gruppen wurden in manipulativer Absicht als [rein rechnerisch korrekte] "60%" Unterschied zwischen den beiden Werten in die Statistik aufgenommen und interpretiert: "Penisbeschneidung schützt zu 60% vor AIDS."

DAS IST BETRUG!

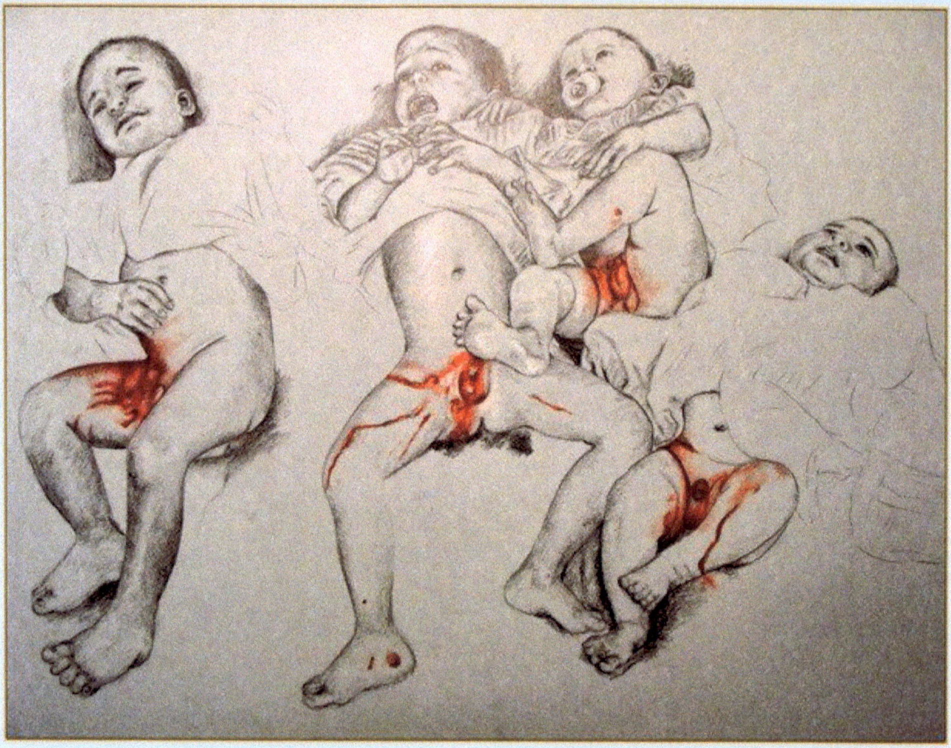

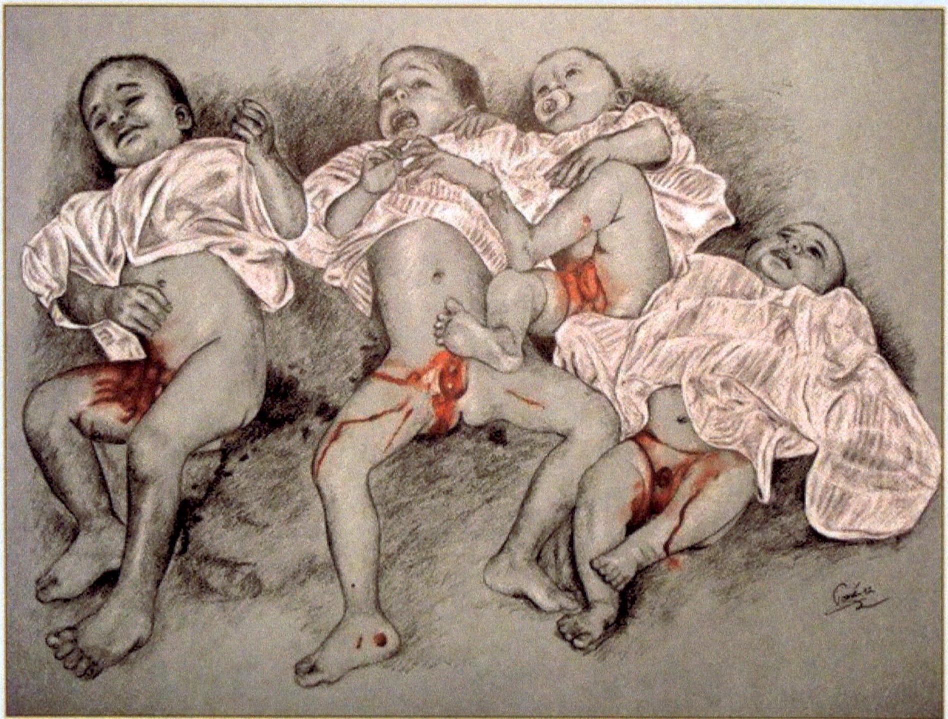

973 Bald legalisiert von der Bundesregierung? Carbon und Farbstift, 65 X 50 cm, Augsburg, 20./21.7.12

Die größte Tragödie bei der Beschneidung von Jungen ist die Unwissenheit der Menschen, wesentlich verursacht durch die einseitige oder fehlende Berichterstattung der Medien!

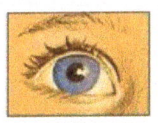 Tomé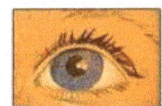

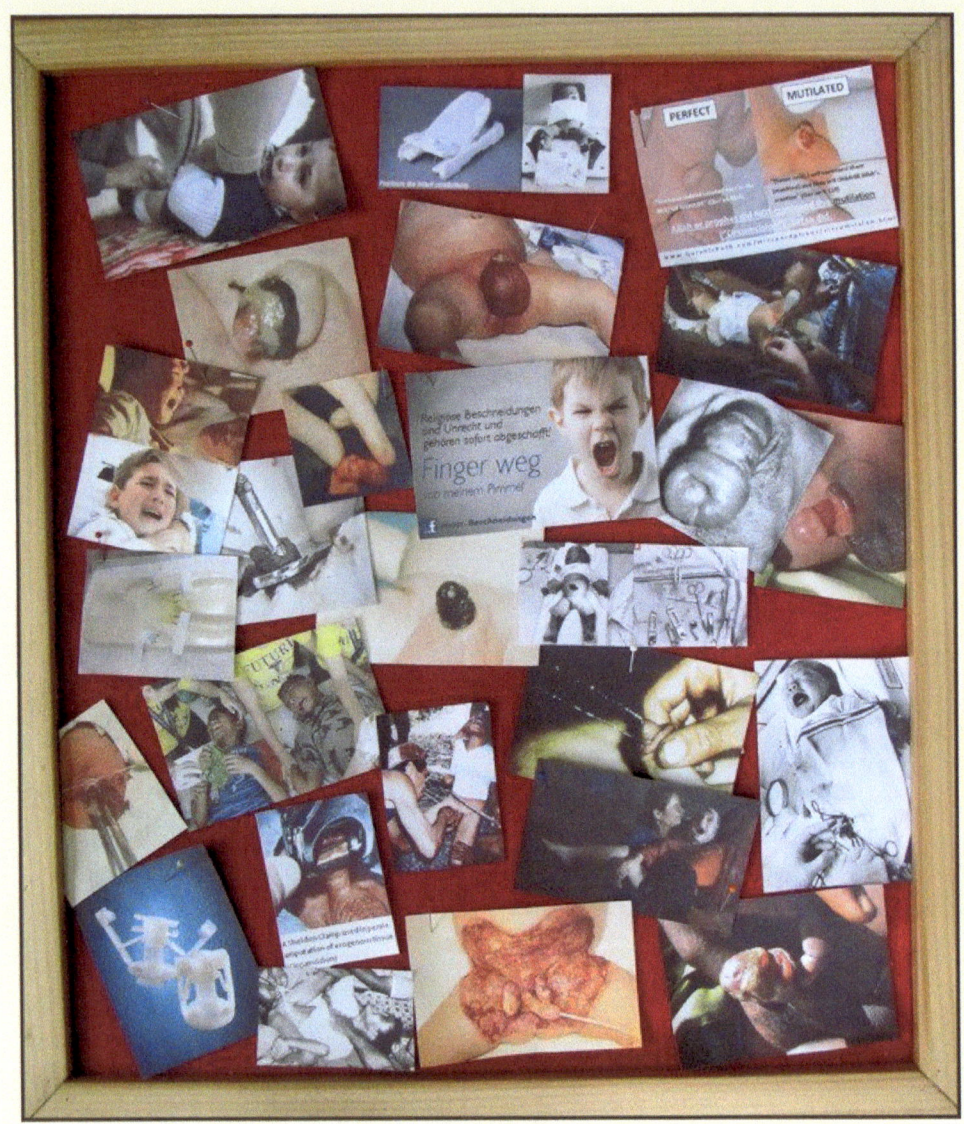

Ein paar (von vielen) Bilder im Schaukasten auf rotem Samt:
nekrotisierter (abgestorbener, verkohlter) Penis nach Beschneidung
Entzündung bzw. Sepsis des gesamten Bauchraumes und der Hoden nach Beschneidung
Verwachsungen nach Beschneidung
Plastik-Einwegklemmen für Beschneidung ("Smart-Clamp")
Baby-Fesselschale ("Circumstraint") für Beschneidung
Stählerne Baby-Beschneidungsklemme in Aktion / Entzündung - Eiterung nach
Beschneidung
Buben, die "glücklich" sind, dass sie beschnitten werden (Philippinen)
...eigentlich bedarf es bei diesen Bildern keiner Worte!

"Wir protestieren gegen **jeglichen** Versuch, den Schutz der körperlichen Unversehrtheit von Kindern zu schwächen!"

Irmingard Schewe-Gerigk
Vorstandsvorsitzende
von „Terre des femmes"
Deutschland

Berufsverband der Kinder- und Jugendärzte - SPD Laizistinnen und Laizisten - TERRE DES FEMMES - MOGiS e.V. - netzwerkB - Zentralrat der Ex-Muslime - Giordano-Bruno-Stiftung

Aufruf zur Kundgebung am Mittwoch, dem 12.12.2012, ab 11.00 Uhr am Brandenburger Tor

NEIN zum geplanten Gesetz zur Legalisierung von Knabenbeschneidungen

JA zu einem uneingeschränkten Grundrechtsschutz von Knaben

Die Debatte um die religiös motivierten Knabenbeschneidungen in Deutschland soll am Mittwoch, dem 12.12.2012, beendet werden, wenn der Gesetzentwurf der Bundesregierung in letzter Lesung verabschiedet wird. Aus einer Kinderrechtsperspektive heraus ist dies nicht hinnehmbar, denn mit der geplanten Legalisierung der Knabenbeschneidung (nur aufgrund des Elternwunsches - unabhängig vom Motiv der Eltern für diese Maßnahme!) werden die Grundrechte minderjähriger männlicher Kinder auf körperliche Unversehrtheit und auf (sexuelle) Selbstbestimmung in gravierender Weise verletzt. Schließlich werden sie in Hinsicht auf ihre Penisvorhautamputation völlig rechtlos gestellt, zu reinen Objekten elterlicher Interessen degradiert.

Der Gesetzentwurf der Bundesregierung lässt Beschneidungen zu, ohne die Folgen der Vorhautentfernung für den betroffenen Menschen in gesundheitlicher, psychischer und auch sexueller Hinsicht hinreichend zu berücksichtigen. Warnungen von Kinderarztverbänden, FachmedizinerInnen, Ergebnisse aus der Traumaforschung und auch die Meinung der überwiegenden Mehrheit der in Deutschland lebenden Bevölkerung wurden in den Wind geschlagen. Die Vorbereitungen für den Gesetzesentwurf wurden lediglich mit VertreterInnen der muslimischen und jüdischen Religionsverbände erörtert und in den knappen Anhörungen im Bundestag fast ausschließlich BefürworterInnen des Beschneidungsrituals gehört. So geht man vor, wenn es nur auf das gewünschte Ergebnis ankommt - und nicht auf die rationale Kenntnisnahme und Abwägung von Fakten.

Der von mittlerweile über 60 Bundestagsabgeordneten unterstützte alternative Gesetzentwurf, der mit dem Zulassen von Knabenbeschneidungen ab 14 Jahren nach ausdrücklicher Zustimmung des Betroffenen einen vernünftigen Kompromiss anbietet, wird wohl bereits im Rechtsausschuss des Bundestages niedergestimmt werden, so dass er bei der Endabstimmung am Mittwoch keine Rolle mehr spielen wird. Offenbar scheint bei der Bundesregierung die Angst groß zu sein, dass der Regierungsentwurf nicht die gewünschte Mehrheit erhalten könnte.

Entgegen den Hoffnungen der Bundesregierung aber wird die Debatte nicht beendet werden. Das Echo auf das Kölner Beschneidungsurteil hat zu einer kritischen Überprüfung der Beschneidungsfolgen und zu einer Verbreiterung des Faktenwissens geführt. Dies hat bis weit in muslimische und jüdische Kreise hinein zu neuen Erkenntnissen und zu einer neuen Nachdenklichkeit gegenüber dieser bis dahin meist unkritisch praktizierten Ritualhandlung geführt. Zudem haben sich Betroffene erstmals über die von ihnen erlebten negativen Folgen ihrer Beschneidung geäußert und so die bislang tabuisierte Problematik öffentlich gemacht. Dieser Prozess ist unumkehrbar: Die Debatte über die medizinisch unnötige Genitalbeschneidung bei Knaben hat in Wirklichkeit erst begonnen.

Mit der Kundgebung am Tag der Verabschiedung des geplanten Legalisierungsgesetzes soll diese positive Entwicklung in Deutschland im Protest gegen das Vorgehen von religiösen Verbänden und Bundesregierung nochmals verdeutlicht werden.

Reden werden gehalten von Rolf Stöckel (Deutsche Kinderhilfe), Irmingard Schewe-Gerigk (TERRE DES FEMMES), Dr. Ulrich Fegeler (Berufsverband der Kinder- und Jugendärzte), Mina Ahadi (Zentralrat der Ex-Muslime), Raju Sharma (MdB, Die Linke), Marlene Rupprecht (MdB, SPD, angefragt), N.N. (MdB, GRÜNE, angefragt), Christian Bahls (Mogis e.V.), Ali Utlu (Betroffener), Walter Otte (AK Kinderrechte gbs).

Der Künstler Tomé Thomas Etzensperger vom Kinderporträtmuseum in Augsburg unterstützt die Kundgebung mit seinen Bildern zur Knabenbeschneidung.

Walter Otte
(für die aufrufenden Organisationen)

Weitere UnterstützerInnen der Kundgebung: Deutsche Kinderhilfe, Evolutionäre Humanisten Berlin-Brandenburg e.V., Humanistischer Pressedienst, Freidenkervereinigung Schweiz, Beschneidung-von-jungen.de, Phimose-info.de, Deutscher Pflegeelternverband e.V., MANNdat, International Coalition for Genital Integrity (ICGI), circinfo.org (Australien), Genital Autonomy (Großbritannien), Attorneys for the rights of the child (USA), NOCIRC (USA), circumcisionharm.org (international), gonnen.org (Israel)

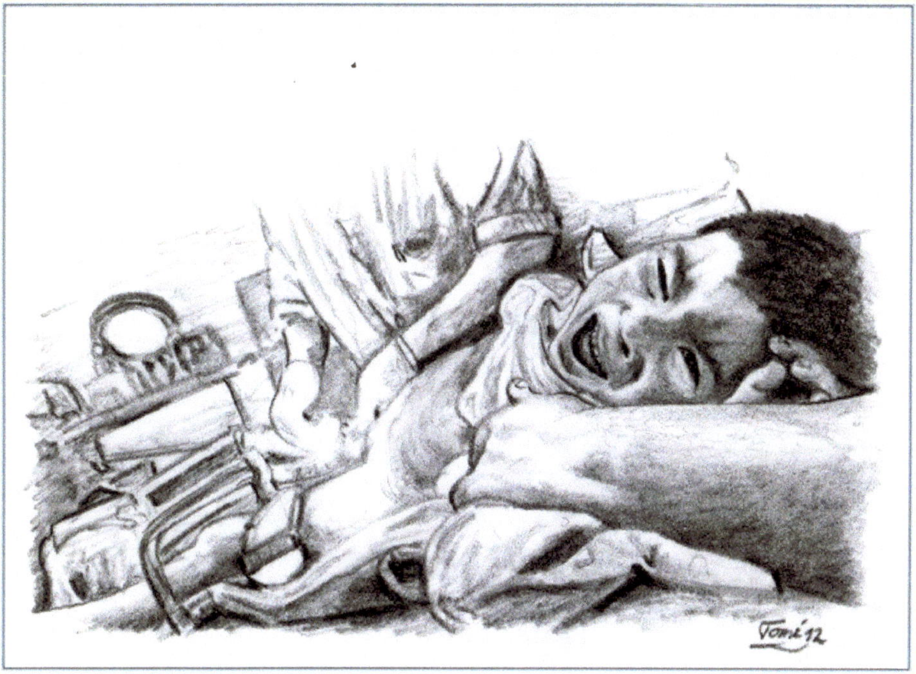

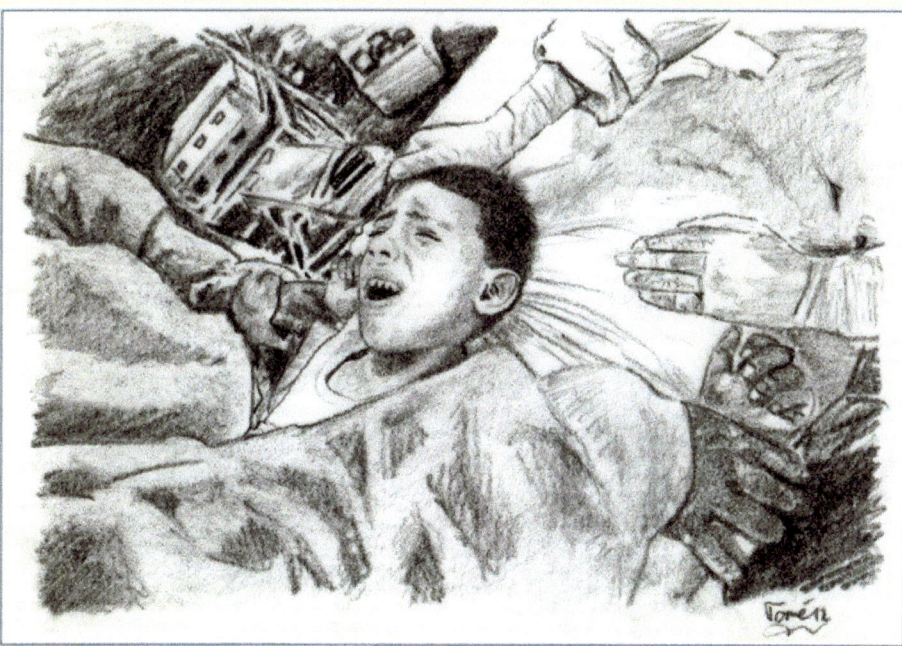

961 P 1174 Schmerz, Junge bei der Beschneidung im OP, festgeschnallt und festgehalten, Gersthofen, 28.6.2012
964 P 1177 Schmerz 3, Junge bei der Beschneidung im OP, festgeschnallt und festgehalten, Gersthofen, 29.6.2012

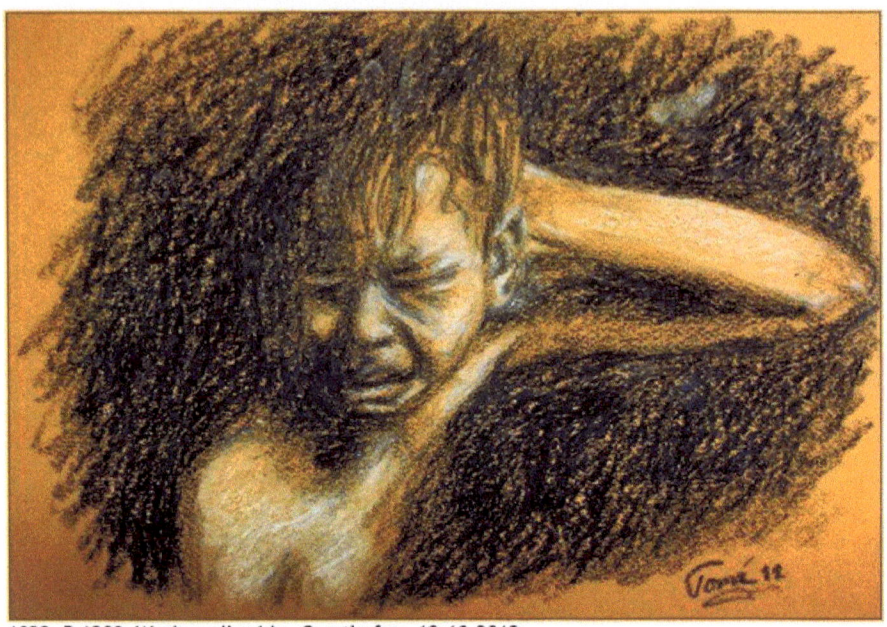

1023 P 1288 Wachsmalkreide, Gersthofen, 19.10.2012

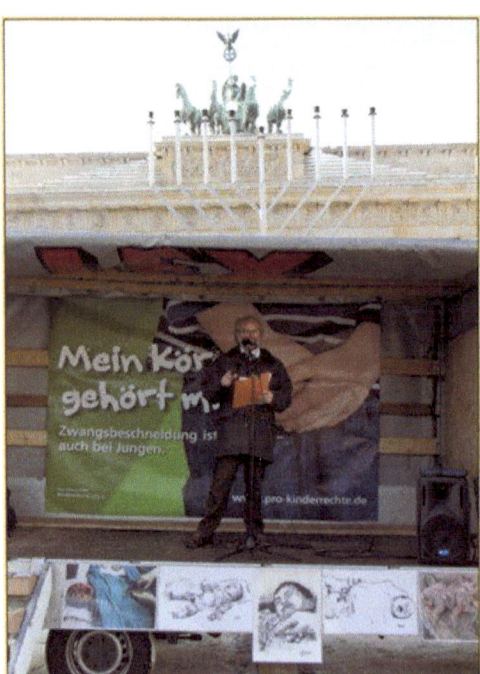

Kundgebung von "Pro Kinderrechte" am 12.12.12 in Berlin vor dem Brandenburger Tor mit Tomé s Zeichnungen

Drei Dinge sind uns
aus dem Paradies
geblieben:
Die Sterne der Nacht,
die Blumen des Tages
und die Augen der Kinder.

Three things are left
from paradise:
The stars of the night,
the flowers of the day
and the eyes of the
children.

Dante Aligheri
(Italien 1265 - 1321)

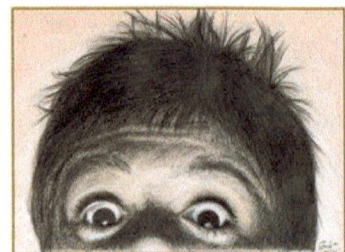

838 P970 Staunende Augen
Staffelsee 25.08.2011